Comment accepter l'autre tel qu'il est ?

par **Mathilde Derasse**

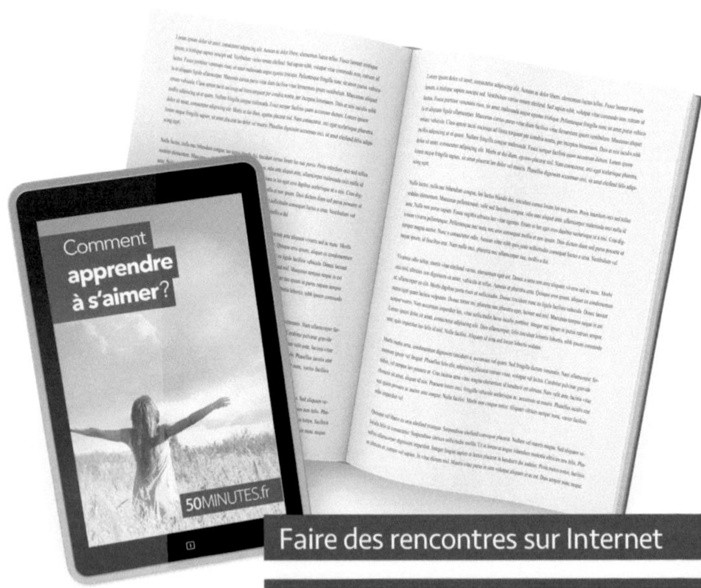

COMMENT ACCEPTER L'AUTRE TEL QU'IL EST ?

- **Problématique ?** Nous ne sommes pas toujours disposés à écouter et à comprendre notre interlocuteur. Certaines de nos attitudes, habitudes et de nos émotions minent nos relations sans que nous nous en apercevions. Un travail sur soi pour enrichir notre rapport à l'autre s'avère donc essentiel.
- **Objectifs ?** Devenir plus réceptif aux gestes et aux dires de l'autre et accepter les différences.
- **FAQ ?**
  - Peut-on se défaire de nos préjugés ?
  - Pourquoi est-ce si difficile d'accepter l'autre avec ses différences ?
  - Pourquoi critique-t-on ?
  - Comment réagir face à des attitudes et des propos que je ne comprends pas ?
  - Peut-on changer les gens ?

> « Une partie importante de la sagesse et de la connaissance consiste à ne plus vouloir transformer les gens en ce qu'ils ne sont pas, mais à accepter ce qu'ils sont et à comprendre leur expérience de vie. » (Fun-Chang, écrivain chinois ayant vécu plusieurs siècles avant J.-C.)

Pour certains, agir avec bienveillance et accepter l'autre sans le critiquer ni émettre de jugements est naturel ; ils sont d'ailleurs souvent admirés pour cela par leur entourage. Pour d'autres, les préjugés véhiculés par la société ou par leur environnement familial influencent largement leur relation avec autrui et leur capacité à accepter ces différences qu'ils ne comprennent pas. Si la société a sa part de responsabilité dans notre manière d'aborder l'autre, l'explication est parfois à trouver plus profondément dans la perception que nous avons de notre propre personne. Comment accepter l'autre si l'on ne s'accepte pas soi-même ? Comment échanger et défendre un point de vue dans le respect et le partage si l'on n'est jamais parvenu à s'affirmer ? En prenant conscience de qui nous sommes réellement, des convictions qui nous habitent, des qualités et défauts qui nous caractérisent et des objectifs qui nous poussent à avancer, nous réaliserons que nous sommes un être unique façonné par notre vécu et qu'il en est de même pour chaque individu.

En 50 minutes, découvrez les raisons qui vous empêchent d'accepter l'autre tel qu'il est, apprenez à élargir votre horizon et mettez en pratique les méthodes et astuces pour vivre et partager en harmonie.

D'OÙ VIENT CETTE INTRANSIGEANCE À L'ÉGARD DE L'AUTRE ?

UN RAPPORT À L'AUTRE CONDITIONNÉ

L'autre et moi

Depuis la nuit des temps, l'être humain évolue au sein de sociétés constituées d'autres individus et se repose sur les liens tissés avec son entourage pour exister et assurer la survie de l'espèce. L'interaction sociale, à travers l'échange et la communication, est en général indispensable pour grandir, car la famille, les amis, les collègues et même les étrangers sont une source d'enrichissement culturel inépuisable. Ainsi, la tolérance à l'égard des différences et l'acceptation de l'autre s'avère tout aussi primordiale à la prospérité de chacun.

Nous avons tous des attentes et des exigences plus ou moins élevées selon l'importance et la place qu'occupent les gens dans notre cercle social. Nous leur apposons une étiquette – proches, amis, collègues, connaissances, etc. – et attendons d'eux qu'ils se comportent en adéquation avec leur statut. Parfois, nous attendons trop des autres ou nous sommes habités par un désir de pouvoir, celui de laisser une empreinte sur l'autre pour sentir que l'on existe et que l'on est important pour lui.

Comme chacun est différent, il peut arriver que la personne en face de nous entre en profonde contradiction avec certaines de nos valeurs. Mais le prisme au travers duquel nous observons l'autre et le jugeons peut également être influencé par notre environnement, qu'il soit familial ou culturel.

Nos valeurs fondamentales : un filtre contre la différence ?

Juger, c'est évaluer la valeur de quelqu'un ou de quelque chose. Pourquoi jugeons-nous ? Pour trier, classer, décider. Nous réagissons suivant notre échelle de valeurs, qui nous permet de suivre nos priorités et de distinguer le bien du mal, ce qui est à faire et à ne pas faire. Ces valeurs morales s'établissent et se renforcent en fonction de notre culture, de notre religion, de nos coutumes et des lois avec lesquelles nous sommes habitués à vivre, et ces dernières sont le porte-drapeau de notre authenticité. Ainsi, il nous semblera inconcevable et impoli de manger avec les doigts dans un plat commun posé en milieu de table, alors qu'il s'agit d'une pratique tout à fait courante dans les pays musulmans. La religion peut elle aussi devenir source d'intolérance. Le christianisme condamnant l'acte homosexuel – mais non les personnes homosexuelles en tant qu'individu –, il est probable qu'un chrétien dévoué aura du mal à accepter l'homosexualité d'un proche.

Amina est une jeune femme de confession musulmane. Quand on la questionne sur son rapport à l'autre et aux autres religions, elle répond :

> « Il y a beaucoup de points communs dans toutes les religions, mais le plus important est la foi en l'homme. C'est finalement elle qui nous guide tous et nous rassemble autour de nos différences. Quand je trouve que le comportement de quelqu'un est déplacé, je lui parle avec mes mots. Libre à lui de recevoir mon opinion et de changer ou non son comportement aujourd'hui, ou peut-être demain. »

Nous pensons détenir la vérité, mais nous oublions parfois que cette vérité, c'est la nôtre et seulement la nôtre. Nous ne pouvons pas juger les faits et gestes de notre voisin alors que nous n'avons pas la même grille de lecture que lui, puisque, ce faisant, nous le réduisons à notre seul champ de vision. Or, l'homme est bien plus de choses que le regard que l'on porte sur lui !

L'éducation : une prédisposition à l'intolérance ?

La plupart des parents souhaitent offrir une éducation irréprochable à leurs enfants, à la hauteur de leur amour et des espoirs qu'ils fondent en eux, au risque parfois de les brimer. L'éducation joue sans aucun doute un rôle dans la façon dont les enfants, et futurs adultes, perçoivent les autres et interagissent avec le monde.

Des parents autoritaires qui exigent la perfection de leur progéniture, des bulletins scolaires parfaits, une attitude irréprochable ou une ambition claire et bien ancrée produiront très probablement des adultes intransigeants pour qui l'échec et les faiblesses d'autrui seront difficiles à accepter. L'exigence et le perfectionnisme sont deux qualités qui, si elles sont d'une grande utilité dans la vie professionnelle, peuvent rapidement se transformer en défaut lorsqu'elles deviennent sources d'intolérance et d'étroitesse d'esprit. Il est primordial de garder à l'esprit que ce qui nous convient n'est pas pour autant transposable aux autres. Chaque personne est différente. Il faut accueillir ses limites et lui donner le droit à l'erreur.

A contrario, si l'éducation parentale est ancrée dans la peur des autres et dans la méfiance, l'enfant percevra la différence comme une menace. Si ces derniers ont été élevés dans un cocon ou si leurs parents les ont constamment enjoints de se taire après avoir posé des questions dérangeantes (« Pourquoi les deux madames se tiennent par la main et se font des bisous ? », « Qu'est-ce qu'il a le monsieur dans la chaise, il ne sait pas marcher ? », « Pourquoi la madame elle cache ses cheveux avec un foulard ? »), leur curiosité innée s'en trouvera brimée, et ils finiront par se désintéresser de l'autre.

Il est donc indispensable d'éduquer son enfant de façon à respecter son intérêt pour ce qu'il ne connaît pas en répondant franchement et adéquatement à ses questions et en l'encourageant à interagir avec tous types de personnes. Conseillez-le, donnez-lui des limites et des repères, montrez-lui le bon exemple en ne vous enfermant pas vous-même dans un carcan et en vous ouvrant au monde extérieur. Ne le dévalorisez pas et ne fixez pas d'objectifs irréalisables qui ne seront pour lui qu'une source de complexes, d'anxiété et qui entraîneront inévitablement une baisse de confiance et d'estime de soi.

La société influence-t-elle notre perception de l'autre ?

Nous accordons beaucoup d'importance aux rôles institués par la société (père/mère, mari/femme, employé/employeur). En sociologie, le rôle est un ensemble de normes et d'attentes qui régissent le comportement d'un individu. Notre vie est donc un ensemble de choix fait à partir de ce que nous pensons devoir faire selon tel ou tel rôle. S'ils régulent notre existence, ils peuvent être également vécus comme des contraintes nous empêchant de réagir avec nos émotions ou nous obligeant à jouer un rôle contraire à ce que nous sommes vraiment.

Cette vision réductrice de la personne peut être mise en parallèle avec les notions de stéréotypes et de préjugés. Un stéréotype est une idée reçue, une opinion toute faite et partagée par un groupe. Il est utilisé pour simplifier la complexité d'un être en le réduisant le plus souvent à une caractéristique. Ceux-ci sont acquis dès l'enfance au travers de notre culture, des médias, de l'école ou encore de l'environnement familial. Au fil du temps, ils deviennent de véritables croyances, voire des vérités générales (« les Britanniques ne savent pas cuisiner », « les Italiens sont des coureurs de jupons », « femme au volant, mort au tournant », etc.) Ces stéréotypes sont dangereux, car ils déforment d'emblée votre perception de l'autre et tendent à influencer votre comportement envers la personne en face de vous.

Si le stéréotype est collectif, puisqu'il s'applique à un groupe de personnes, le préjugé est individuel. Il désigne un jugement adopté en l'absence d'informations suffisantes, sur une première impression, et concerne une personne en particulier. Si avoir des préjugés est inévitable, ils se transforment en ignorance dès lors que l'on ne les remet pas en cause et deviennent source de discrimination.

Pour accepter l'autre dans sa différence, il est donc essentiel dans un premier temps de se libérer des impressions et des *a priori* erronés véhiculés par les sociétés. Plutôt que de prendre pour argent comptant ce que l'on entend dans les médias, à l'école ou en famille, apprenez à connaître votre interlocuteur avant de porter un jugement.

COMMENT DEVENIR PLUS TOLÉRANT ?

S'ACCEPTER SOI POUR MIEUX ACCEPTER L'AUTRE

Pour entretenir des relations agréables avec les personnes qui nous entourent, il faut d'abord se connaître et s'accepter soi-même. Trop souvent, il nous arrive d'éprouver des difficultés lorsqu'il s'agit de parler de nous devant un public, d'avoir du mal à trouver les mots justes pour exprimer nos émotions et de ne pas comprendre certaines de nos réactions. Il n'y a rien de plus important que de mener la vie qui nous correspond et de prendre les bonnes décisions. Tout le monde est unique, mais sachez pourquoi vous l'êtes, et surtout, acceptez votre unicité !

L'estime de soi

Pour le sociologue français Fougeyrollas et ses collègues, l'estime de soi serait « l'aptitude d'éprouver un sentiment favorable à son endroit, lequel naît de la bonne opinion que la personne a d'elle-même et de la valeur qu'elle se donne » (FOUGEYROLLAS (Patrick), CLOUTIER (René), BERGERON (Hélène), CÔTÉ (Jacques) et ST-MICHEL (Ginette), *Classification québécoise : processus de production du handicap*, 1998, p. 82). En d'autres mots, chaque individu s'octroie une certaine valeur après avoir comparé ce qu'il souhaiterait être à ce qu'il est réellement. Plus il se rapproche de son idéal de soi, plus forte sera son estime. Pourtant, il est important de rester réaliste dans ses attentes, car personne n'est parfait, et tenter vainement d'atteindre cette perfection peut devenir très néfaste pour l'opinion que vous avez de vous-même. Celle-ci est bien souvent bâtie sur votre vécu et sur les critiques professées à votre encontre qui, au fil du temps, se sont transformées en véritables croyances. Si votre professeur vous a répété que vous étiez « stupide » ou que vous « n'arriverez jamais à rien dans la vie » et que vos parents ont confirmé ces propos à plusieurs reprises, votre estime en a très probablement pâti et vous manquez sans doute également de confiance en vous.

Ces croyances sont particulièrement sournoises, car, si vous pensez cela de vous, vous pouvez étendre vos *a priori* aux autres.

Comment renforcer son estime ? Plusieurs solutions s'offrent à vous :

- entourez-vous de personnes positives qui vous valorisent et vous soutiennent dans vos projets ;
- prenez du temps pour vous le soir et analysez votre journée. Qu'avez-vous apprécié ? À quel moment vous êtes-vous senti en accord avec vous-même ?
- sortez de chez vous, respirez l'air libre et marchez. Parfois on peut éprouver une baisse de régime et d'estime de soi, alors qu'il ne s'agit que d'une tristesse passagère, un état de doute qui peut être lié à la fatigue ;
- tirez les leçons de vos erreurs passées et évitez de ressasser ces mauvaises périodes de votre vie. Apprenez à vivre au mieux avec les pires situations ;
- acceptez vos émotions et reconnaissez vos besoins ;
- entamez une thérapie cognitive, qui vous aidera à cibler l'origine de vos pensées négatives et à les modifier pour les conformer à la réalité.

La confiance en soi

La confiance en soi consiste en l'évaluation que l'on se fait de nos propres ressources, à savoir notre potentiel et nos compétences, pour affronter une situation particulière. Elle se construit ou se détruit en fonction de nos réussites et de nos échecs. La psychothérapeute française Isabelle Filliozat distingue quatre étapes indispensables au développement de la confiance en soi :

- **la sécurité intérieure** qui correspond au sentiment que nous éprouvons d'être, ou non, à notre place sur Terre. Elle peut être mise à mal si nous sommes un enfant non désiré ou qui a manqué d'amour et d'attention durant l'enfance ;
- **l'affirmation des besoins** qui coïncide avec notre capacité à affirmer nos désirs, nos émotions ou encore nos besoins ;
- **l'acquisition des compétences** qui représente la confiance que nous avons en notre intelligence, nos talents et connaissances. Il s'agit de la confiance la plus souvent mise à mal par notre environnement ;
- **la reconnaissance par les autres** qui correspond à notre sensation d'être accepté par les gens qui nous entourent. Cette confiance relationnelle s'établit dès le plus jeune âge à travers les interactions familiales et scolaires. Si l'enfant a vécu des traumatismes ou a été rejeté par son entourage, il est fort probable qu'il se sente inintéressant et sans valeur une fois arrivé à l'âge adulte (NGUÉDAR (Mélik), « La confiance en soi peut se reconquérir », in *Clés*, consulté le 21 décembre 2015).

Ce découpage permet de se focaliser éventuellement sur un point d'attention pour pallier un défaut de confiance. Si vous êtes de nature timide et que vous appréhendez les interactions sociales en vous demandant ce que vous allez bien pouvoir dire ou faire, vous manquez probablement de confiance relationnelle, car vous avez peur de ne pas être accepté pour ce que vous êtes réellement. Travailler sa confiance en soi permet de pouvoir se concentrer sur l'autre et ce qu'il dit en toute sincérité, sans ressentir le besoin de chercher ses défauts pour se valoriser et se mettre en avant. Un réel dialogue peut alors s'installer.

Si la confiance en soi peut se perdre, la bonne nouvelle est qu'elle peut également être retrouvée. Puisque celle-ci se caractérise par la foi que l'on a en ses compétences et en son potentiel, pour la reconstruire il s'agira non seulement de prendre conscience de ses capacités, mais également de les travailler ou d'en acquérir de nouvelles. Vous pouvez, par exemple, dresser une liste de tous les projets (petits ou grands) que vous avez réalisés et dont vous êtes fier, et vous demander quels ont été les atouts qui vous ont permis de les réussir ? Fixez-vous également des objectifs à court et à long terme, et ajoutez à votre palmarès de nouvelles compétences, votre confiance n'en sera que renforcée.

L'affirmation de soi

L'affirmation de soi naît dans l'échange et le rapport avec l'autre. Elle est définie comme « l'ensemble des comportements affirmés d'un individu placé en situation sociale » (JUILLET (Pierre), *Dictionnaire de psychiatrie*, Paris, CILF, 2000). Autrement dit, il s'agit d'un comportement qui vous permet de respecter aussi bien vos propres droits et opinions que ceux de votre interlocuteur. L'échange s'en trouve alors équilibré et respectueux. Les spécialistes s'accordent pour classer en trois catégories ces différentes manières d'interagir :

- **les comportements passifs**, dans lesquels l'individu est soumis et n'ose pas partager ses opinions ;
- **les comportements affirmés**, caractérisés par un échange sain, équilibré et respectueux entre les différents partis ;
- **les comportements agressifs**, à savoir une interaction marquée par l'hostilité, le non-respect de l'opinion de l'autre, etc.

S'affirmer dans chaque échange n'est en aucun cas une obligation et n'est d'ailleurs pas toujours possible. Vous ne pouvez pas avoir de l'assurance tout le temps et dans chaque situation. Ainsi, chaque individu passe d'un comportement à l'autre en fonction du contexte dans lequel il se trouve, des personnes avec qui il interagit ou du sujet abordé. Vous ne parlerez pas de la même manière à votre mère qu'à votre patron, par exemple. Il est pourtant nécessaire de trouver un équilibre dans vos échanges et de rester fidèles à vos opinions, tout en respectant celles de votre interlocuteur. Votre employeur semble avoir une opinion très tranchée sur un sujet avec laquelle vous n'êtes pas d'accord ? Exposez vos arguments et lancez le débat.

N'évitez pas le conflit, il fait partie des relations sociales. Vous ne pouvez pas toujours être d'accord avec votre entourage, avec ses valeurs et ses opinions. Veillez simplement à ce que l'échange soit sain et apprenez à lâcher prise lorsque le débat devient stérile. Comme nos amis anglophones le disent si bien : *Let's agree to disagree* (littéralement, « Mettons-nous d'accord sur notre désaccord » ou, en termes simplifiés, « Restons-en là ! »).

Vous l'aurez compris, l'affirmation de soi est un doux mélange entre l'émission de sa propre opinion et l'écoute de l'autre.

Prendre conscience de ses qualités et défauts

La richesse du monde vient de nos différences. Nous sommes tous des êtres humains uniques avec des qualités et des défauts qui conditionnent notre manière de réagir et de comprendre le monde qui nous entoure. Il est indispensable de pouvoir reconnaître ces traits de caractère, car ils ont une incidence sur votre relation aux autres. Si, comme beaucoup le pensent, il est impossible de changer sa nature profonde – comme le dit le proverbe : « Chassez le naturel, il revient au galop. » –, il est cependant tout à fait envisageable d'améliorer ou de travailler sur certains défauts particulièrement problématiques.

Prendre conscience de vos principaux traits de caractère vous aidera à analyser vos réactions et à faire la différence entre les comportements légitimes et ceux qui sont à améliorer. Par exemple, si vous êtes de nature impulsive, essayez de vous remémorer la dernière fois où vous avez réagi ou parlé sans réfléchir. Était-ce justifié ? Ce comportement a-t-il eu des répercussions sur votre interlocuteur ou provoqué en lui un sentiment négatif ? Si c'est le cas, il est peut-être temps de vous remettre en question et d'apprendre à gérer ce défaut qui pourrait à long terme gangréner vos relations sociales. En outre, cet exercice vous permettra de renforcer votre confiance et votre estime de vous, car vous mettrez en lumière vos capacités ainsi que leur application au quotidien. Vous êtes perfectionniste et méticuleux ? Vous l'avez prouvé dans plusieurs projets ? Alors ayez confiance en votre capacité à rendre un travail de qualité et soigné, ceci vous sera d'une grande utilité dans votre vie professionnelle. Idéalement, vous aimeriez pouvoir concilier votre vie de famille et votre carrière ? En notant vos qualités, vous remarquez que vous êtes en effet une personne ambitieuse et polyvalente ? Voilà votre estime confortée. Votre idéal rejoint la réalité.

Dresser la liste de ses priorités et de ses objectifs de vie

Outre vos traits de caractère, vos priorités et vos objectifs dans la vie définissent également la personne que vous êtes et peuvent vous aider à renforcer aussi bien votre estime que votre confiance en vous, en plus de vous apprendre à vous affirmer dans le respect d'autrui. En prenant conscience de vos priorités, vous déterminerez ce qui compte pour vous dans la vie et définirez vos valeurs fondamentales. Quelle place occupe votre famille dans votre vie ? Et vos amis ? Votre carrière ? Si vos priorités sont en accord avec votre idéal et que vous parvenez à les respecter, votre estime remontera en flèche. Au contraire, si, par exemple, passer du temps avec vos enfants est pour vous une priorité, mais que votre carrière professionnelle vous en empêche, votre estime en pâtira, car vous aurez le sentiment de ne pas correspondre à l'idée du parent idéal que vous souhaitez être.

En définissant vos objectifs de vie, vous vous offrez un plan d'action concret. Si, de surcroît, vous mettez tout en œuvre pour les atteindre (acquisition de nouvelles compétences, prise de risques, remise en question, etc.) vous améliorerez votre confiance en vous et votre estime, car vous vous rapprocherez ainsi de votre idéal du moi.

Mais vos objectifs de vie coïncident-ils avec vos priorités ? Serez- vous en mesure de les poursuivre tout en restant fidèle à vos valeurs ? Ou devrez-vous abandonner certains de vos rêves ? Ou de vos priorités ?

<u>**EXERCICE : COMPAREZ VOS OBJECTIFS À VOS PRIORITÉS**</u>

Notez vos priorités d'une part et vos objectifs d'autre part par ordre d'importance. Les positionner en parallèle vous donnera un aperçu immédiat de leur compatibilité ou non.

Exercice d'évaluation de ses objectifs de vie et de ses priorités

Ce que j'aimerais faire	Ce que je dois faire
Passer un moment agréable avec mon conjoint	Terminer la correction d'un dossier pour le travail
Prendre des nouvelles de mon amie Alice	Faire les courses et préparer le repas
Rendre visite à ma mère	Assister à une réunion
...	...

Comment accepter l'autre ? © 50MINUTES.fr

CULTIVER SON OUVERTURE D'ESPRIT

Si l'ouverture d'esprit est la capacité à faire preuve de tolérance et de compréhension pour les idées et les valeurs qui diffèrent des siennes, elle se caractérise aussi par une curiosité envers ce qu'on ne connaît pas. Comment accepter l'autre tel qu'il est ? Tout simplement en apprenant à le connaître sans *a priori* et en gardant à l'esprit que ses actions et ses dires sont le résultat d'une réalité complexe, individuelle et indivisible de son passé, de ses envies, de ses valeurs et de sa liberté de penser.

Partez à la découverte de la diversité du monde et faites preuve d'un comportement actif plutôt que passif. Ne dites plus simplement « je respecte les cultures, les coutumes et les traditions qui sont différentes des miennes, même si je ne les comprends pas », mais allez plus loin en montrant votre intérêt pour les différences humaines et pensez « je désire m'informer des spécificités d'autres cultures, je vais vers diverses communautés pour apprendre à les connaître et à apprécier leurs différences ». Devant l'inconnu, préférez la curiosité à la peur. Mais soyez prêt à ébranler vos certitudes et à accepter les opinions des autres.

Évitez les jugements hâtifs et faites preuve de compréhension

Chaque individu est façonné par ses propres expériences, son éducation, son environnement et ses valeurs fondamentales, et pourtant, vous n'en avez pas toujours conscience ou connaissance lorsque vous discutez avec lui, qu'il soit votre ami ou un inconnu. S'il est prouvé que le cerveau humain ne prend que quelques secondes pour se forger une première opinion sur son interlocuteur, il est impératif de ne pas s'en tenir uniquement à cette impression. Pensez-vous qu'une personne puisse tout connaître de vous en un regard ou après cinq minutes de conversation ? Bien sûr que non ! Pourquoi infligeriez-vous ce jugement hâtif et erroné à autrui ? Ne jugez pas les autres, comprenez que leur parcours personnel diffère du vôtre, que leur origine, leur environnement familial et leur éducation ont conditionné leurs comportements autant que votre vie et vos expériences ont influencé la personne que vous êtes.

| « Ne faites pas à autrui ce que vous n'aimeriez pas que l'on vous fasse. »

Prenez toujours du recul face à un comportement que vous jugez inadmissible ou blessant et tentez d'en comprendre la raison. Si votre interlocuteur emploie un ton cassant pour s'adresser à vous, ne réagissez pas impulsivement. Peut-être est-ce un mécanisme de défense, car il s'est senti touché ou visé par ce que vous avez dit, il peut également s'agir d'un problème de communication, peut-être s'est-il mal exprimé, a utilisé des phrases incomplètes ou mal formulées ou, tout simplement, a employé des termes qu'il ne comprend pas. Tenez toujours compte du contexte dans lequel se déroule la discussion et des influences culturelles, éducatives et familiales de votre interlocuteur.

Montrez-vous curieux et intéressé

La complexité de l'être humain et son unicité sont d'une richesse absolue. Pourquoi dès lors se cantonner à approcher des personnes à la seule condition qu'elles nous ressemblent ? Certaines sont plutôt intuitives quand d'autres restent rationnelles ; d'autres ont une approche globale ou à l'inverse spécifique sur la réalité du monde, ou encore se montrent soit réservées, soit sociables. Apprenez à connaître votre interlocuteur, intéressez-vous à sa vie, à sa culture, si elle diffère de la vôtre, à ses opinions politiques ou religieuses, interrogez-le sur son enfance, sur le dernier pays qu'il a visité et ce qu'il en a retiré, etc. Les interactions sociales se fondent sur l'échange, il ne s'agit donc pas de parler sans interruption et de ne pas laisser à la personne en face de vous l'occasion de réagir ou de s'exprimer. Essayez de rendre chaque rencontre intéressante pour vous et pour les autres. Vous remarquerez qu'en agissant de la sorte, vous deviendrez plus ouvert d'esprit et parviendrez à comprendre le point de vue ou le comportement de l'autre, car vous pourrez en situer l'origine. Par ailleurs, il est très probable que ces échanges vous fassent découvrir des facettes de vous dont vous ne soupçonniez pas l'existence.

On dit souvent que l'autre est notre miroir et qu'il ne reflète que ce que nous sommes. Lorsque vous vous rapprochez d'une personne, qu'elle devienne ou non votre conjoint ou votre ami par la suite, c'est toujours parce que vous décelez en elle des qualités – ou des défauts – et des valeurs, qui font écho aux vôtres et aiguisent votre intérêt. Prenez donc le temps de creuser davantage cette première couche, vous remarquerez que l'autre n'est peut-être pas si différent de vous.

Changez de point de vue

La majorité des gens accordent bien trop d'importance aux défauts, aux leurs comme à ceux de leur entourage. Mais qu'est-ce qu'un défaut ? Il s'agit d'un écart entre votre idéal intérieur et une certaine réalité. « Certaine », car il existe des défauts réels et des défauts imaginaires, qui ne sont en fait que le fruit d'une distorsion entre ce que vous êtes et ce que vous pensez devoir être pour répondre aux normes de la société. Il s'agit, par exemple, de ces défauts physiques imaginaires qui poussent des milliers de femmes à recourir à la chirurgie esthétique ou les enferment dans un sentiment de mal-être, uniquement car elles ne correspondent pas aux canons de beauté actuels prônés par les magazines. Tout comme vous êtes conscient que vos défauts ne définissent pas votre valeur en tant qu'être humain, il en est de même pour les personnes qui vous entourent.

Pourquoi ne pas adopter une attitude bienveillante à l'égard des autres en vous attardant sur leurs qualités profondes plutôt qu'en accordant trop d'attention aux détails et manies qui peuvent vous agacer ? Changer son point de vue sur la vie et sur les autres est une question de volonté, il suffit d'ajuster vos perspectives.

Ne soyez pas avare en compliments. Dites à voix haute ce que vous découvrez de positif chez les autres, au lieu de garder cela pour vous. Quelques mots simples peuvent tellement faire plaisir ! Minimisez les petits défauts et accentuez les qualités de vos proches. Ainsi, au lieu de toujours vous focaliser sur le côté désordonné de votre sœur, donnez plus d'importance à son côté créatif. Avec les personnes que vous ne connaissez pas, observez-les. Leurs comportements ou leurs habitudes peuvent déjà vous éclairer quant à leur personnalité et à leurs valeurs. Par exemple, imaginez-vous dans le train à l'heure du midi. Une personne s'assied devant vous et sort de son sac des tartines qu'elle a préparées, avant de prendre le journal qui était sur le siège d'à côté et de le lire. Une demi-heure plus tard, elle passe un coup de téléphone à un ami. Que pouvez-vous déjà déduire de cette personne ? Elle est organisée, car elle a pris le temps de préparer son repas de midi ; curieuse puisqu'elle s'intéresse au monde qui l'entoure et à ce qu'il s'y passe ; et elle semble attacher de la valeur à la notion d'amitié.

Provoquez le débat

Rien de tel qu'un débat pour élargir ses horizons et apprendre la tolérance en acceptant les opinions de son interlocuteur tout en défendant les siennes. Un débat est une discussion à laquelle prennent part au moins deux personnes ayant des opinions, des idées ou des positions différentes, ou non, sur un sujet précis. L'idée est donc d'échanger son point de vue, mais surtout de justifier sa position et d'argumenter ses choix ou ses convictions, ce qui constitue par ailleurs un excellent exercice d'affirmation de soi. La prise de position initiale peut tout à fait se modifier en cours de débat grâce à l'interaction, à l'enrichissement mutuel et à l'apport d'informations nouvelles.

Être en désaccord avec quelqu'un ne signifie pas être en conflit avec lui. Voyez cette discussion comme un moyen de vous ouvrir à d'autres points de vue et de développer vos propres connaissances. Dissociez aussi le discours de son interlocuteur, son opinion ne reflète pas entièrement sa personne. Et gardez à l'esprit que la politesse, l'écoute active, le respect et la bienveillance sont de mise lors de ces échanges qui peuvent parfois devenir houleux.

Quelques idées à mettre en pratique pour s'ouvrir au monde

L'ouverture d'esprit passe par des détails de la vie quotidienne. Pourquoi ne pas essayer de sortir des sentiers battus de temps en temps ? Au cours des prochaines semaines, élargissez votre horizon !

- Prenez un chemin différent pour aller au travail.
- Pratiquez une nouvelle activité à laquelle vous ne connaissez rien.
- Utilisez des ingrédients jamais utilisés auparavant dans vos plats.
- Intéressez-vous à une autre culture.
- Baladez-vous dans un quartier cosmopolite et discutez avec ses habitants.
- Échangez avec des personnes d'autres confessions religieuses que vous.

SAVOIR COMMUNIQUER EFFICACEMENT

La relation est une rencontre avec l'autre, un échange de vécus, d'expériences et un partage de connaissances. Facilitez-les le plus possible, rendez vos interactions faciles, fluides et agréables grâce à une communication efficace.

La communication verbale

Lors d'une conversation, n'hésitez pas à donner votre opinion. Gardez à l'esprit que nos différences sont notre force et que la confrontation des idées enrichit nos relations. Vous essuierez peut-être quelques critiques en passant, car tout le monde n'est pas du même avis, mais sachez faire la différence entre la critique, qui doit être fondée et avoir pour objectif de vous faire progresser, et le reproche, qui est souvent gratuit et mal formulé.

Une bonne communication n'est pas toujours une chose aisée. De nombreux spécialistes se sont penchés sur le problème et ont tenté de dégager des éléments permettant d'arriver à communiquer sereinement, intelligiblement et efficacement. Marshall Rosenberg et Thomas Gordon, tous deux élèves du psychologue humaniste Carl Rogers, ont chacun mis au point une méthode de communication qui se base sur les travaux de leur maître ainsi que sur ceux d'Abraham Maslow.

- **La communication non violente**. Pour Marshall Rosenberg, « toute critique, tout jugement à l'égard d'autrui n'est que l'expression tragique d'un besoin non satisfait » (LOMAS (Pascal de), *Dénouer les conflits sans violence, c'est malin*, Paris, Leduc.s Éditions, 2015, p. 36). Face à une situation qui nous affecte, il propose d'observer la situation objectivement, de reconnaître nos sentiments, de prendre conscience de nos émotions et de réussir à les nommer.

- **L'observation**. Cette première phase consiste à exprimer des faits et à observer la situation objectivement.
- **Les sentiments**. Il convient ensuite de reconnaître ses ressentis et surtout d'être en mesure de les différencier de ses propres pensées ainsi que de l'interprétation que l'on fait des comportements d'autrui. Par exemple, « j'ai l'impression qu'il le fait exprès » est une interprétation ; « je suis énervée par son comportement » est un sentiment.
- **Les besoins**. Vient le temps d'exprimer ses besoins fondamentaux. Il s'agit de besoins communs à tous tels que l'affection, l'indépendance, le soutien, etc.
- **Les demandes**. Enfin, il est crucial de parvenir à exposer ses demandes de manière claire et non agressive.

- **La méthode Gordon**. Aussi connue sous l'appellation « résolution de conflit sans perdant », elle part du postulat que, pour faire passer un message avec respect et sans animosité, il est impératif d'écouter activement son interlocuteur, sans le couper, et de s'exprimer en utilisant la première personne du singulier, car notre sentiment n'est pas celui de notre voisin. Elle nous invite donc à nous affirmer dans la tolérance de l'autre.

Si les deux méthodes se rejoignent sur le fond, celle de Marshall Rosenberg a l'avantage d'inclure les besoins et leur expression et de pouvoir s'appliquer à un pan plus large de la population, celle de Thomas Gordon étant principalement destinée aux relations parents-enfants.

La communication non verbale

Plus encore que la communication verbale, le langage du corps est un véritable reflet de nos pensées et de l'opinion que nous avons de notre interlocuteur. Vos gestes et la façon de vous comporter dans

l'espace sont donc tout aussi importants que les mots que vous pro-
noncez. Parmi les marques de respect envers l'autre communément
admises, citons, entre autres, l'importance du sourire, de la posture
(se tenir droit, décroiser les bras, etc.), de la gestuelle (éviter de ges-
ticuler ou de toucher son visage et ses cheveux, acquiescer de la tête
pour marquer son accord, etc.) ou encore de marquer son intérêt
et son attention (soutenir le regard, laisser des silences, pencher
la tête sur la droite, etc.). Ces signaux de communication ne sont
toutefois pas universels et peuvent varier en fonction des coutumes
et traditions, du contexte ou encore de l'interlocuteur.

L'écoute est également une composante essentielle de la communication. Si vous n'écoutez pas ce que dit la personne en face de
vous, comment pourrez-vous réagir convenablement et poursuivre
une discussion enrichissante ? De plus, celle-ci aura l'impression que
vous ne vous intéressez pas à ce qu'elle dit. Un dialogue conflictuel
risque alors de s'installer et pourrait réduire à néant toute possibilité
d'échange. Pratiquer une écoute active et empathique vous donnera
l'occasion non seulement de rassembler toutes les informations utiles
sur votre interlocuteur pour pouvoir lui répondre adéquatement,
mais aussi de lui montrer que vous lui portez de l'intérêt.

Quelques conseils pour un échange constructif et respectueux

- Il y a un instant pour parler, un instant pour se taire et un instant pour aller vers les autres.
- S'il vous vient à l'idée d'exposer votre opinion, soyez sûr que votre interlocuteur soit dans les conditions pour la recevoir et la traiter. Sinon, vous adopterez un discours stérile source de frustration.
- Ne soyez pas dans la comparaison. En survalorisant ou en dévalorisant votre interlocuteur, votre relation sera déséquilibrée.
- Osez poser des questions. Faites preuve de curiosité envers l'autre.

- Le but d'une conversation est d'échanger, si ce n'est pas le cas avec votre interlocuteur, n'hésitez pas à lui en faire la remarque et, si cela s'avère nécessaire, à arrêter la discussion.
- Créez des ponts, pas des murs. Vous devez reconnaître votre valeur et celle de la personne en face de vous.
- Évitez tout reproche gratuit et mal formulé.
- Si vous désirez émettre une critique constructive à l'égard de votre interlocuteur, faites-le avec diplomatie et toujours dans l'optique de l'aider à s'améliorer ou à prendre du recul. Ne dites pas « tu es pessimiste », mais plutôt « tu es pessimiste lorsque tu parles de ton travail, peut-être le prends-tu trop à cœur ? Je pense que prendre un peu de distance te ferait du bien ».

COMMENT CONSERVER CE RESPECT DE L'AUTRE ?

- Prenez le temps de vous connaître réellement et de vous accepter sans concession.
- Veillez à ce que le rôle que vous endossez n'écrase pas vos sentiments ou votre personnalité.
- Faites preuve de lâcher-prise et montrez-vous moins exigeant.
- Apprenez à relativiser et à embrasser l'inconnu.
- Élargissez votre horizon et cultivez votre ouverture d'esprit.
- Accordez plus d'importance aux qualités qu'aux défauts de votre entourage.
- Osez aller vers l'autre et apprenez à le connaître.
- Évitez de porter des jugements hâtifs à l'encontre des autres.
- Montrez-vous curieux et intéressé. Posez des questions et, surtout, écoutez les réponses.
- Acceptez que l'autre soit différent et que vous n'ayez pas la même échelle de valeurs.
- Cessez les reproches et remplacez-les par des critiques constructives.

FAQ

PEUT-ON SE DÉFAIRE DE NOS PRÉJUGÉS ?

On se construit des préjugés sur tout le monde, qu'ils soient positifs ou négatifs, et sur base de notre ressenti, lui-même en partie façonné par notre culture, nos codes sociaux et l'environnement dans lequel nous évoluons. Avoir des préjugés est inévitable, mais vous n'en êtes pas pour autant prisonnier. Déconstruisez ces *a priori* en apprenant à connaître votre interlocuteur et en ne restant pas sur votre première impression. Vous pouvez éventuellement réaliser un rapide *check* mental en séparant les éléments factuels (ce dont vous êtes sûr) de vos propres représentations de l'autre. Cela pourra vous aider à réaliser que votre perception de l'autre est bien souvent très éloignée de la réalité.

POURQUOI EST-CE SI DIFFICILE D'ACCEPTER L'AUTRE AVEC SES DIFFÉRENCES ?

Tout simplement parce que nos comportements ont été conditionnés depuis notre plus tendre enfance par notre environnement familial, scolaire, culturel et sociétal. Ce que nous oublions toutefois, c'est que la vision du monde de la personne en face de nous a également été façonnée par son propre contexte socioculturel. En outre, nous avons également développé et affiné au fil des ans tout un système de valeurs et de convictions fondamentales que nous n'aimons pas voir être mis en doute ou en cause. Lorsqu'une personne entre en contradiction avec tout ce en quoi nous croyons ou avec ce que nous sommes intrinsèquement, nous nous sentons d'une certaine manière agressés et nous répondons par l'offensive.

Enfin, la différence représente l'inconnu ; et l'inconnu nous fait peur. Tout à coup, nous nous retrouvons hors de notre zone de confort et nous avons du mal à nous adapter. Si ce comportement est humain, il faut apprendre à dépasser son appréhension et à faire le grand saut.

POURQUOI CRITIQUE-T-ON ?

Nous pouvons critiquer une attitude, une décision, un comportement. « L'enfer c'est les autres », disait Jean-Paul Sartre (écrivain français, 1905-1980), parce que « les autres sont, au fond, ce qu'il y a de plus important en nous, même pour la propre connaissance de nous-mêmes » (Naïm (Moshe) (dir.), « L'Enfer, c'est les autres », préface de Jean-Paul Sartre, in *Huis clos*, CD audio, Frémeaux & Associés, 1964). On critique chez les autres ce que l'on ne veut pas voir chez nous, où ce que nous essayons de changer en nous. On appelle cela l'effet miroir ou encore le syndrome de la paille et de la poutre (« voir la paille dans l'œil de l'autre, mais pas la poutre dans le sien »). Il est plus facile de critiquer un trait de caractère ou une opinion qui est contraire à ce que vous êtes supposé penser plutôt que d'admettre que vous la partager.

COMMENT RÉAGIR FACE À DES ATTITUDES ET À DES PROPOS QUE JE NE COMPRENDS PAS ?

Posez-vous d'abord la question de savoir pourquoi vous ne les comprenez pas. Est-ce dû à une différence culturelle, d'éducation ou de religion ? Si tel est le cas, n'hésitez pas à poser à votre interlocuteur des questions sur les raisons qui l'amènent à penser ou à réagir de la sorte ; favorisez l'échange et écoutez sans émettre de jugement. Ensuite seulement, donnez votre avis et expliquez-lui pourquoi son comportement ou son opinion vous choque ou vous laisse perplexe.

PEUT-ON CHANGER LES GENS ?

La question devrait être « sommes-nous en droit de demander à quelqu'un de changer parce qu'il n'est pas conforme à ce que nous voulons qu'il soit ? ». Nous ne devrions pas avoir l'envie de changer l'autre, mais plutôt d'évoluer avec lui et d'accepter que nous sommes tous différents. Il convient de faire un travail de questionnement sur nous-même et de savoir pourquoi nous voulons que la personne change. Les défauts de l'autre sont-ils réellement des défauts ou me renvoient-ils à mes propres peurs et questionnements ? Ma démarche est-elle louable ou suis-je en train d'exiger qu'il change pour mon bénéfice personnel ?

Toutefois, si le comportement ou un défaut en particulier d'une personne de votre entourage vous dérange profondément et vous met mal à l'aise, vous pouvez tout à fait en parler avec la personne concernée et lui expliquer les raisons de votre inconfort.

Si l'on ne peut pas changer les gens, les gens, eux, peuvent changer.

Votre avis nous intéresse !

*Laissez un commentaire sur le site de votre librairie en ligne
et partagez vos coups de cœur sur les réseaux sociaux !*

POUR ALLER PLUS LOIN

SOURCES BIBLIOGRAPHIQUES

- « Estime de soi, confiance en soi, affirmation de soi : quelle est la différence ? », in *Affirmation de soi*, consulté le 2 décembre 2015. http://www.affirmation-de-soi.info/estime-de-soi-confiance-en-soi-affirmation-de-soi-quelle-est-la-difference.php
- Eliat-Serck (Isabelle et Bruno), *Oser la relation. Exister sans écraser*, Lyon, Chronique Sociale, 2011.
- Fanget (Frédéric) et Rouchouse (Bernard), *L'affirmation de soi : une méthode de thérapie*, Paris, Odile Jacob, 2007.
- Fougeyrollas (Patrick), Cloutier (René), Bergeron (Hélène), Côté (Jacques) et St-Michel (Ginette), *Classification québécoise : processus de production du handicap*, Québec, Réseau international sur le processus de production du handicap, 1998.
- Gelly (Violaine), « Peut-on changer l'autre ? », in *Psychologies*, consulté le 25 octobre 2015. http://www.psychologies.com/Couple/Vie-de-couple/Amour/Articles-et-Dossiers/Avoir-le-bon-partenaire/Peut-on-changer-l-autre
- Messinger (Joseph et Caroline), *Les gestes de la confiance*, Paris, First-Gründ, 2011.
- Milletre (Béatrice), *Bien avec soi-même, bien avec les autres*, Paris, Payot, 2008.
- Naïm (Moshe) (dir.), « L'Enfer, c'est les autres », préface de Jean-Paul Sartre, in *Huis clos*, CD audio, Frémeaux & Associés, 1964.
- Nguédar (Mélik), « La confiance en soi peut se reconquérir », in *Clés*, consulté le 21 décembre 2015. http://www.cles.com/debats-entretiens/article/la-confiance-en-soi-peut-se-reconquerir

- Odoul (Michel), *Dis-moi où tu as mal, je te dirais pourquoi*, Paris, Albin Michel, 2002.
- Pascual (Sylvaine), « 3 clés pour renforcer la confiance en soi », in *Ithaque coaching*, consulté le 25 octobre 2015. http://www.ithaquecoaching.com/articles/3-cles-pour-augmenter-la-confiance-en-soi-173.html

SOURCES COMPLÉMENTAIRES

- Calatayud (Chantal), *Accepter l'autre tel qu'il est*, Chêne-Bourg, Jouvence, 2004.
- Chomé (Étienne), *La méthode CRITERE pour mieux gérer nos conflits*, Louvain-la-Neuve, Presses universitaires de Louvain, 2010.
- Losier (Alain), *Changer pour le bonheur !*, Paris, InterÉditions, 2007.
- Rosenberg (Marshall), *La communication non violente au quotidien*, Chêne-Bourg, Jouvence, 2003.

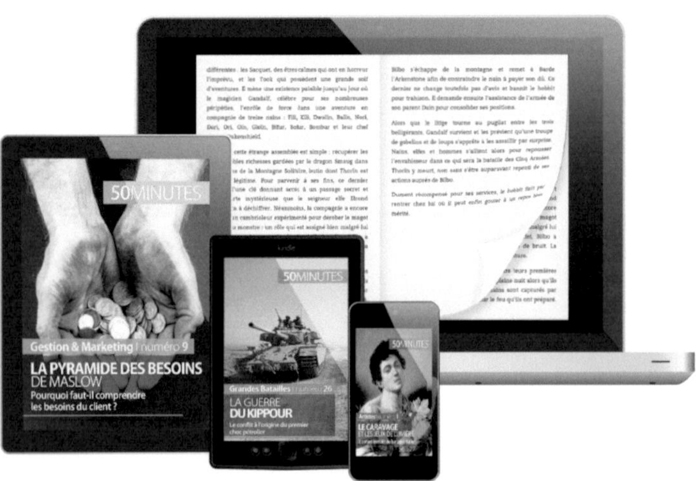

Éditeur responsable : Lemaitre Publishing
Avenue de la Couronne 382 | B-1050 Bruxelles
info@lemaitre-editions.com

ISBN ebook : 978-2-8062-7690-2
ISBN papier : 978-2-8062-7691-9
Dépôt légal : D/2016/12603/84
Photo de couverture : © Eugenio Marongiu – Fotolia.com.